GW01451374

Marijuana Medicinale

I principi base della Cannabis terapeutica

BDi Aaron Hammond
Versione 1.1
Pubblicato da HMPL Publishing su KDP
Scopri di più sull'editore e sul suo lavoro a
http://happyhealthygreen.life

ritenuto direttamente o indirettamente responsabile per eventuali risarcimenti, danni o perdite pecuniarie dovute alle informazioni contenute nel presente documento.

Gli autori sono proprietari di tutti i diritti d'autore non detenuti dall'editore. Le informazioni qui contenute sono fornite esclusivamente a scopo informativo e hanno carattere universale. La presentazione delle informazioni è priva di contratto o di qualsiasi tipo di garanzia. I marchi che vengono utilizzati sono senza alcun consenso e la pubblicazione del marchio non è consentita o sostenuta dal proprietario del marchio. Tutti i marchi di fabbrica e i marchi contenuti in questo libro hanno solo scopo di chiarimento e appartengono ai proprietari stessi, non affiliati al presente documento. Non incoraggiamo l'abuso di sostanze e non possiamo essere ritenuti responsabili per qualsiasi partecipazione ad attività illegali.

Nota personale dell'autore

Sono sempre stato interessato alla cannabis e ai benefici medici della marijuana. Scrivere questo libro, condividere le informazioni e gli approfondimenti sulla sostanza, ancora controversa, nota come 'cannabis' è stato un piacere.

La scienza è lì fuori e la ricerca clinica non mente. Sono tanto grato quanto sono lieto che voi stiate leggendo queste parole. La HMPL Publishing vi fornirà i fatti più recenti, accurati e giustificabili sostenuti da parole molto più semplici.

Insieme possiamo davvero fare un cambiamento e aprire gli occhi davanti alla potenza della natura. Ho pubblicato libri sul CBD, sull'olio di semi di canapa e sugli estratti della cannabis. Continuerò a fornirvi le migliori informazioni e farò del mio meglio perché siano semplici da comprendere.

In questo libro, mi piacerebbe condividere con voi le informazioni sulla cannabis e insegnarvi i meccanismi dei cannabinoidi; come questi piccoli composti siano in grado di avere un eccezionale impatto sul nostro corpo e fornirci i loro benefici medici.

In breve, vi parlerò dei più importanti argomenti riguardanti il mondo della marijuana medicinale, informandovi di ciò che è già possibile e aggiornandovi su tutto ciò che riguarda la storia della legalizzazione della marijuana.

In futuro, ci concentreremo su informazioni più approfondite, passando a tutto ciò che avrete bisogno di sapere sulla cannabis, quindi assicuratevi di esservi messi in pari con gli argomenti dei nostri libri!

Con i migliori auguri,

Aaron Hammond

Table of Contents

Bonus

Benvenuto nel circolo dei lettori di happyhealthygreen.life.

Iscriviti alla nostra newsletter per ottenere il libro 'Cannabis 101: Una breve introduzione alla coltivazione della marijuana medicinale con i nostri ceppi preferiti e ricette per utilizzarla in cucina' GRATUITAMENTE!

http://happyhealthygreen.life/about-us/aaronhammond/cannabis-newsletter-it

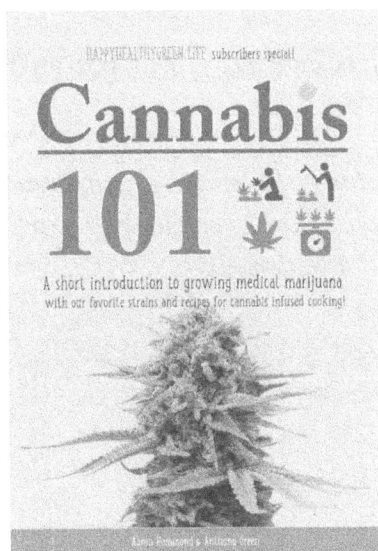

Iscrivendoti alla nostra newsletter, riceverai ricette che prevedono l'utilizzo di cannabis, i migliori suggerimenti per l'utilizzo medico e ricreativo della marijuana e tanti altri eBook gratuiti direttamente nella tua casella di posta.

Ti offriamo anche l'opportunità unica di leggere i futuri libri di approfondimento sulla cannabis in maniera assolutamente gratuita...

Metti le mani oggi su questi incredibili suggerimenti, sulle ricette e sull'accesso immediato a 'Cannabis 101'. Alla newsletter sulla cannabis e ottieni la tua copia.

Inserisci il tuo indirizzo email per ottenere accesso immediato.

Non apprezziamo lo spam e comprendiamo come possa non apprezzarlo nemmeno tu. Non ti invieremo più di 2 email a settimana.

Glossario dei termini

ACDC: uno dei ceppi ibridi di marijuana indicati tra i più popolari nel 2015.

Animal Cookies: uno dei ceppi ibridi di marijuana indicati tra i più popolari nel 2015.

Bubba Kush: esperienza data dall'effetto intossicante dovuto a un ceppo indica, principalmente di rilassatezza, felicità e sonnolenza.

Bubblegum Kush: uno dei ceppi ibridi di marijuana indicati tra i più popolari nel 2015.

Budder: definito in Italia "miele di erba", è una sostanza cremosa derivata dell'hashish.

Candyland: uno dei ceppi ibridi di marijuana indicati tra i più popolari nel 2015.

Canna-butter: burro infuso di cannabis utilizzabile per ricette in cui è presente la marijuana commestibile.

Couch-lock: effetto intossicante sperimentato dai consumatori in cui lo stato di rilassatezza è tale che sembra impossibile alzarsi dal divano. ("Incollati al divano")

Critical Kush: uno dei ceppi ibridi di marijuana indicati tra i più popolari nel 2015, nato dalla miscela di OG Kush e Critical Mass.

Critical Mass: ceppo ibrido di marijuana popolare tra i consumatori.

Gorilla Glue #4: uno dei ceppi ibridi di marijuana indicati tra i più popolari nel 2015.

High: intossicazione dovuta agli effetti psicoattivi del THC contenuto nella cannabis.

Iceolator: metodo di separazione tramite acqua ghiacciata.

Jedi Kush: uno dei ceppi ibridi di marijuana indicati tra i più popolari nel 2015.

OG #18: uno dei ceppi ibridi di marijuana indicati tra i più popolari nel 2015.

OG Kush: ceppo ibrido di marijuana popolare tra i consumatori.

Rosin: colofonia.

Schedule 1: lista di droghe e altre sostanze ad alto rischio di abuso, non consentite attualmente per usi medici negli Stati Uniti d'America o prive di accettabile sicurezza d'uso sotto supervisione medica.

Shatter: concentrato di cannabis che all'apparenza somiglia a un croccante di arachidi.

Sour Diesel: esperienza data dall'effetto intossicante dovuto a un ceppo sativa, principalmente di felicità, sollievo ed euforia.

Sunset Sherbet: uno dei ceppi ibridi di marijuana indicati tra i più popolari nel 2015.

Tangie: uno dei ceppi ibridi di marijuana indicati tra i più popolari nel 2015.

I retroscena

Cannabis è il nome generalmente accettato per la pianta di Cannabis sativa L. Questa specie è indicata anche come marijuana ed è un membro della famiglia della canapa. Anche se la "cannabis" e la "canapa" sono spesso termini utilizzati in modo intercambiabile, non sono esattamente la stessa cosa. Per "canapa" si intendono le varietà di Cannabis sativa L. che non hanno effetti psicoattivi. In altre parole, tutti i tipi di pianta di cannabis che contengono meno dell'1% di THC sono tecnicamente "canapa".

Quando si tratta di distinguere tra canapa e marijuana, è necessario pensare a quale scopo la pianta sia stata coltivata. Quando la cannabis viene coltivata per fibre, usi industriali, oli, unguenti o per qualsiasi altro uso che non sia intossicazione, è da considerare "canapa". "Marijuana" come termine ha origine gergale per i ceppi di cannabis coltivati per essere utilizzati per l'intossicazione. Questi ceppi hanno minuscoli e potenti "peli" (tricomi) sui fiori e sulle foglie che contengono composti attivi che producono vari effetti sul corpo umano. Ricordare queste differenze può essere complicato, quindi è sufficiente ricordare, per semplificare, che la marijuana provoca un effetto intossicante e la canapa invece no. Entrambe le sostanze possono essere classificate come cannabis.

Lo stigma della marijuana

Il pubblico ha certamente opinioni contrastanti sulla cannabis, specialmente sulla varietà ricreativa. Sebbene gran parte della popolazione sembri essere favorevole, esiste ancora una grande resistenza contro la marijuana. Nel 2017, negli Stati Uniti solo 8 stati hanno legalizzato l'uso di marijuana – consumo, coltivazione industriale o privata – per consumatori al di sopra dei 21 anni. Oltre alla legalizzazione in questi 8 stati, altri 18 stati hanno depenalizzato la marijuana e 29 stati ne permettono l'uso medico.

Tuttavia, esiste ancora una polemica sulla pianta di cannabis negli Stati Uniti, specialmente tra le generazioni più anziane. Questo può essere in parte dovuto alle tempistiche della marijuana. Quando la guerra alle droghe ha preso il via diversi decenni fa, scatenò molte emozioni intense e portò ad alcune posizioni politiche che la vecchia generazione di oggi potrebbe non aver lasciato andare. Nel 1986, il Presidente Reagan firmò la legge contro l'abuso di droga, il che fece in modo che i reati connessi alla droga avrebbero portato condanne obbligatorie. Il possesso e la vendita di marijuana cadde presto sotto sanzione federale. Poi, nel 1989, il presidente Bush riaccese la passione del paese contro la droga con una nuova "guerra alla droga" con un discorso che è stato trasmesso sulle reti nazionali. La generazione dei millennial, d'altra parte, è cresciuta in una società con opinioni meno conservatrici sulla marijuana nel suo complesso, creando un enorme divario tra giovani e adulti più anziani. Ancora oggi, molti conservatori sono ancora fermamente contrari all'uso della marijuana. Coloro che si oppongono a essa fanno tutto ciò che è in loro potere per creare una legislazione che non solo criminalizzi la cannabis ricreativa, ma ponga anche uno stigma sulla marijuana medica.

Dal 1970, la cannabis è stata elencata come droga in lista Schedule 1 negli Stati Uniti. Le droghe presenti nella lista Schedule 1 – che include eroina, LSD, ecstasi e mescalina – sono definite come droghe "senza uso medico attualmente accettato e con un alto potenziale di abuso". Molti non si trovano d'accordo, considerando l'attenzione positiva che la marijuana ha ottenuto nel campo medico in tutto il mondo grazie a recenti ricerche. All'inizio del 2017, un rapporto pubblicato dalle Accademie Nazionali di Scienze, Ingegneria e Medicina (NASEM) ha dimostrato che la cannabis fornisce potenti benefici per la salute, tra cui la riduzione del dolore cronico. Da oggi, questo è il motivo più popolare per cui la marijuana medicinale è richiesta dai pazienti.

Perché venga ancora classificata come droga di Schedule 1 è difficile da comprendere giudicando la ricchezza della ricerca sui suoi benefici medici, per non parlare della mancanza di prove della tossicità della marijuana o di qualsiasi potenziale rischio di morte (che altre droghe di Schedule 1 e persino l'alcol hanno mostrato). Inoltre non possiede nemmeno i sintomi di altre "droghe pesanti" che sono nella categoria Schedule 1. I sintomi tipici del fumo o dell'ingestione di marijuana sono il rilassamento e la sonnolenza insieme a un "effetto intossicante" o una lieve euforia. Con importi più elevati questi sintomi si espandono per includere bocca secca, rossore degli occhi, ridotte abilità motorie e compromessa memoria a breve termine. Tuttavia, nessuno di questi effetti è permanente. Solo quando corretta o mischiata con droghe più pericolose, la marijuana provoca sintomi più intensi. È considerabile ancora meno nociva delle bevande alcoliche, sostanza che invece non compare affatto nelle liste delle droghe. In uno studio che confrontava la marijuana e altre 10 sostanze per il loro "potenziale di morte" durante un utilizzo tipicamente ricreativo, la marijuana era la meno pericolosa. Nonostante questi risultati, e il fatto che la maggior parte degli americani sia favorevole alla marijuana, ci sono stati pochi progressi da parte del governo per ridurre le restrizioni. Ciò non fa altro che accentuare le divergenze di opinioni, in quanto i farmaci della lista Schedule 1 incontrano maggiori ostacoli nella ricerca. Senza la ricerca necessaria per fornire maggiori prove sui suoi benefici medici, sarà molto difficile convincere il resto del pubblico americano dell'innocuità della marijuana.

Altri paesi in tutto il mondo vantano prospettive molto più positive sulla marijuana. Anche se ancora illegale nella maggioranza dei paesi, molti luoghi nel resto del mondo hanno decriminalizzato o iniziato a tollerare l'uso della marijuana. Ad esempio, è legale in Spagna e Uruguay e decriminalizzata nelle Isole Vergini, Ucraina, Svizzera, Slovenia, Russia, Portogallo, Paesi Bassi e molte altre nazioni.

Leggi sulla cannabis

Le leggi riguardanti la distribuzione di THC e CBD sono piuttosto delicate, per usare un eufemismo. Soprattutto negli Stati Uniti, c'è molta confusione tra i legislatori a proposito degli effetti della marijuana. Negli stati in cui la marijuana medicinale è stata legalizzata, i pazienti possono generalmente fare uso solamente di CBD. C'è ancora una forte resistenza al THC a causa delle sue proprietà psicoattive. A causa di questo, ci sono ancora legislazioni statali contrarie all'uso di CBD a causa del rischio di contenere tracce di THC (il taglio è dello 0,3% di THC o meno). Tuttavia, anche se queste tracce fossero presenti, tali quantità avrebbero poco o alcun effetto psicoattivo sui consumatori: ciò dimostra però che gli Stati Uniti sono ancora attaccati ad alcuni degli stessi punti di vista dell'era della guerra alla droga.

A causa di tale blocco sul lato psicoattivo del THC, molte applicazioni mediche vengono negate nelle fasi preliminari. I trattamenti di solo CBD possono spesso risultare meno efficaci per alcuni consumatori rispetto a quanto lo sarebbero abbinati al THC. Questi due cannabinoidi sono come una coppia al potere; lavorano meglio insieme che separati. Per esempio, gli scienziati californiani hanno stabilito attraverso le loro ricerche che il THC e il CBD forniscono insieme un effetto anti-tumorale più forte del solo CBD. La ricerca clinica ha anche dimostrato che le due molecole insieme lavorano meglio sul dolore neuropatico piuttosto che da sole. È un peccato che una lieve sensazione euforica data dal THC sia vista come un effetto collaterale negativo sebbene la sostanza abbia così tanti benefici sulla salute.

I legislatori spesso approvano leggi sul solo CBD, ma poi rendono quasi impossibile a chiunque ottenere i farmaci rendendo illegale il trasporto del CBD sulle linee statali. Quindi, anche se un paziente con un disturbo qualificante (che, a esclusione di Florida e Georgia, include solo l'epilessia intrattabile e disturbi epilettici e convulsioni) trova un farmaco CBD che sia adatto alla propria condizione, può venire comunque costretto dalle circostanze a commettere un reato federale solo per averlo portato a casa. È anche stato cominciato un processo di richiesta per i pazienti per far sì che possano ottenere un lasciapassare medico per acquistare la cannabis di cui hanno bisogno, e che abbia valore solamente nello stato in cui sono messi in lista come consumatore medico.

Industrie farmaceutiche con sede a Londra stanno lavorando al trattamento del cannabidiolo (CBD) per due forme molto difficili di epilessia, comune soprattutto nei bambini. Nel dicembre 2016, stavano compiendo progressi nella presentazione alla FDA e nel lancio commerciale. Se accettata con successo dalla FDA, la cannabis sarebbe dovuta essere rimossa dall'elenco di droghe in lista Schedule 1 per permettere ai pazienti negli Stati Uniti di ottenere le prescrizioni necessarie. Più tardi quello stesso mese, però, la DEA ha fatto un passo nella direzione opposta, e ora tutti gli estratti (incluso CBD) sono elencati come droga di Schedule 1. Come detto in precedenza, i farmaci della Schedule 1 sono classificati come "privi di uso medico", il che non è propriamente vero per la cannabis, in particolare per gli oli CBD. In tutto il mondo, il CBD è generalmente accettato nelle pratiche mediche, ma la cannabis ricreativa è ancora sottoposta a deliberazione.

L'importanza del THC

Il THC (tetraidrocannabinolo) è un composto chimico, o cannabinoide, presente nelle piante di cannabis. È considerato il composto più psicoattivo della marijuana. In termini più semplici, Thorsten Rudroff, Ph.D., spiega: "Il THC provoca un effetto intossicante. Quanto più THC hai, tanto più potente sarà l'effetto." Altri, come aumento dell'appetito, sensazione di rilassamento ed euforia, sono sempre causati dal THC.

Il composto stimola questi effetti interagendo con i neuroni nel cervello. Questi neuroni sono in grado di comunicare tra loro attraverso neurotrasmettitori, sostanze chimiche che inviano messaggi da un neurone all'altro attraversando le lacune e attaccandosi alle molecole del recettore. Questo è il modo in cui il cervello comunica qualsiasi cosa all'interno del corpo. Esiste un particolare neurotrasmettitore chiamato endocannabinoide: è importante poiché è molto simile ai cannabinoidi contenuti nella marijuana, sia nell'aspetto che nella funzionalità. Normalmente, gli endocannabinoidi vengono rilasciati quando il corpo sperimenta dolore o stress, sia fisico che emotivo, e lavorano all'interno del sistema endocannabinoidale per alleviare il dolore. I cannabinoidi in marijuana, come il THC, si insinuano in questo sistema e si attaccano ai recettori dei cannabinoidi.

Esistono due tipi conosciuti di recettori dei cannabinoidi: CB1 e CB2. I recettori CB1 si trovano nelle aree di apprendimento, memoria, ansia, dolore e movimento del cervello. Quando i cannabinoidi trovano la loro strada verso questi recettori depistano le funzioni regolari del sistema endocannabinoidale, quello che allevia il dolore. Dato che il sistema viene portato fuori dal suo corso regolare, gli effetti della marijuana possono variare molto, dalla sensazione di sollievo dallo stress alla goffaggine alla fame.

Essenzialmente, il THC aumenta il livello di dopamina nel cervello. La dopamina è un neurotrasmettitore che funziona nei centri di ricompensa e di piacere del cervello. Funziona, in parte, per aiutare il cervello a riconoscere le "ricompense" e a cercarle. Quando il THC incontra un recettore CB1 e interagisce con esso, il calcio viene rilasciato dal neurone, causandone l'arresto del funzionamento. Quando questo neurone non funziona, non può rilasciare la sua molecola inibitoria. Queste molecole inibitorie regolano la quantità di dopamina nel cervello. In altre parole, l'interazione del THC con i recettori CB1 porta a livelli eccessivi di dopamina e a un aumento dei sensi. Questo è ciò che si chiama "high", ovvero l'effetto intossicante.

Che dire del CBD?

Il cannabidiolo, o CBD, è un altro composto attivo presente nella marijuana. Di solito viene indicato insieme al THC come una sorta di duo dinamico. Il CBD è noto per avere effetti più sedativi, ed è stato oggetto principale della ricerca medica. Da quando è stato scoperto il suo effetto benefico sul trattamento dell'epilessia e di altri disturbi neurologici, molte altre ricerche sono state fatte per esaminare in dettaglio i suoi effetti sul cervello. Il CBD è unico nel suo potenziale per usi medicinali perché può avere effetto su un gran numero di recettori del cervello e del corpo, tra cui non solo recettori dei cannabinoidi.

Per sapere il perché dell'importanza della versatilità del CBD, dobbiamo comprendere lo scopo dei recettori. Nel cervello, i neuroni sono collegati da strutture note come sinapsi. In queste strutture, i neuroni comunicano tra loro inviando neurotrasmettitori, o messaggeri chimici. Per ricevere correttamente un messaggio attraverso un neurotrasmettitore, un neurone deve avere un recettore che sia adatto. Quando i neurotrasmettitori possono adattarsi, o abbinarsi, a uno di questi recettori, allora il neurone è in grado di interagire direttamente con il messaggero. I neuroni contengono vari recettori diversi per i neurotrasmettitori. Poiché il CBD può interessare così tanti recettori diversi, ha la capacità di interagire con tutti i tipi di messaggi che il cervello invia.

La ricerca più recente ha classificato il CBD come modulatore allosterico negativo del recettore CB1. (Il recettore CB1 è ciò con cui il THC interagisce per creare livelli in eccesso di dopamina e il conseguente effetto intossicante, o "high".) Ciò significa che il CBD può legarsi allo stesso recettore in un punto diverso, e quando si lega nello stesso momento in cui il THC incontra il recettore, il neurone interessato riceve un segnale più debole. Come affermato in precedenza, il THC influenza il neurone per smettere di regolare i livelli di dopamina. Quando i due cannabinoidi reagiscono sullo stesso recettore, l'effetto è molto diverso dal solo THC. Così, il CBD è diventato noto per la sua capacità di contrastare i forti effetti psicoattivi del THC.

Il CBD e i suoi benefici medici provengono dal suo effetto su altri recettori nel cervello. Fornisce un effetto terapeutico quando interagisce con il recettore TRPV-1. Questo è noto anche come il "recettore dei vanilloidi", che prende il nome dal fagiolo di vaniglia che contiene un olio essenziale con proprietà analgesiche e antisettiche (alleviamento del dolore e capacità di ridurre la probabilità di infezione). Quando il CBD si lega con questo recettore, funziona come stimolante per attivare le sue capacità di regolare il dolore, l'infiammazione e la temperatura corporea.

Questo è il motivo per cui la cannabis con alti livelli di CBD funziona bene per trattare il dolore neuropatico.

In concentrazioni più elevate, il CBD può anche attivare il recettore della serotonina 5-HT1A. Questo recettore è direttamente coinvolto nei processi biologici relativi ad ansia, sonno, dolore, appetito e altro ancora. Quando il CBD interagisce con la 5-HT1A, rallenta la segnalazione e finisce a sua volta per fornire un effetto antidepressivo. Inoltre, le proprietà ansiolitiche del CBD sono dovute al suo ruolo sul recettore dell'adenosina nel cervello. Questi recettori regolano le funzioni cardiovascolari e hanno effetti antinfiammatori.

Sebbene attivi i recettori summenzionati, il CBD fornisce anche benefici medici disattivando il recettore GPR55. Esso è coinvolto nella regolazione della pressione sanguigna, densità ossea e vari altri processi. Quando attivata, la GPR55 promuove la diffusione delle cellule tumorali. La ricerca condotta presso l'Accademia cinese delle Scienze di Shanghai ha dimostrato che questo recettore contribuiva in diverse forme di cancro. Poiché il CBD disattiva questo recettore e ne blocca la segnalazione, si ritiene che impedisca la proliferazione delle cellule tumorali.

Ci sono altri modi in cui il CBD esercita effetti anticancro. Sul nucleo di ogni cellula sono presenti recettori PPAR (recettori attivati da proliferatori perossisomiali) che regolano il mantenimento dell'energia, le funzioni metaboliche e in particolare la proliferazione cellulare. Quando i PPAR sono attivi, in particolare il recettore PPAR-gamma, la proliferazione è inibita. In parole povere, le cellule tumorali vengono rallentate.

CBD e THC: come coesistono

Chiaramente il CBD e il THC sono cannabinoidi molto diversi. In sintesi, la differenza maggiore tra i due è che il THC è psicoattivo e il CBD non lo è. Entrambi lavorano all'interno del sistema endocannabinoidale del corpo, ma il CBD interagisce principalmente con il sistema immunitario e il THC causa principalmente reazioni all'interno del sistema nervoso. Poiché i due composti attivano diversi recettori nel cervello e nel sistema nervoso, essi innescano diversi sintomi nel corpo. Secondo un articolo del British Journal of Pharmacology, il THC è un agonista dei recettori CB1 e CB2, mentre il CBD rimane un antagonista degli stessi recettori, causando quindi una risposta fisiologica diversa. Poiché non interagisce direttamente con i recettori dei cannabinoidi, non ha gli effetti psicoattivi del THC.

Il CBD è noto per combattere alcuni degli effetti del THC. Invece di reagire direttamente con i recettori dei cannabinoidi come fa il THC, il CBD agisce per fermare l'enzima che metabolizza l'anandamide, un cannabinoide naturale presente nel corpo. A sua volta, il rilascio di dopamina e gli effetti che la accompagnano sono in fase di stallo. Il CBD promuove anche il rilascio di un altro cannabinoide nel corpo che attiva gli stessi recettori CB1 e CB2. Tutto ciò significa che CBD e THC hanno proprietà farmacologiche simili, ma uno lavora senza causare un effetto intossicante.

I ricercatori hanno notato questo dettaglio e molti ritengono che il CBD possa effettivamente aiutare a contrastare gli effetti inebrianti del THC e di altri sintomi psicotici. Un recente studio del World Journal of Biological Psychiatry rileva che sono necessarie ricerche su più vasta scala prima di giungere a conclusioni difficili, ma è evidente che il CBD possegga diverse proprietà benefiche per la salute, tra cui l'azione antiossidante e antipsicotica. Sebbene il CBD non sia noto per i suoi effetti euforici, la cannabis con presenza di THC e CBD è ancora psicoattiva.

Altri componenti della marijuana

Sebbene ricevano la maggioranza dell'attenzione, il THC e il CBD non sono gli unici componenti attivi nella marijuana. Ci sono oltre 80 cannabinoidi attivi trovati nella pianta, ma ce ne sono molti di cui prendere nota. Il cannabinolo, o CBN, è un prodotto di ossidazione del THC. Di tutti i cannabinoidi conosciuti, il CBN ha i più forti effetti sedativi. Naturalmente, è ideale per il trattamento dell'insonnia. Il CBG (cannabigerolo) è un altro cannabinoide importante. Anche se questo non ha gli effetti inebrianti del THC, si dice che giochi una parte cruciale dell'intero ciclo psicoattivo. Il CBC (cannabicromene) è simile, ma soprattutto importante per ridurre l'ansia e lo stress.

Oltre ai cannabinoidi, esistono altri componenti attivi noti come terpeni. Questi sono "gusti" che colpiscono ogni effetto intossicante. Ci sono cinque terpeni che influenzano tutti i ceppi di cannabis in vari livelli: mircene, limonene, pinene, linalolo e terpinolene. Il mircene ha uno degli effetti più potenti sull'*high*, e suggerisce sapori mentolati, tropicali e di terra. Il limonene è spesso ricercato nei ceppi perché permette a più THC di raggiungere il cervello e suggerisce note agrumate molto piacevoli. Il pinene suggerisce sapori di pino, rosmarino e salvia nei ceppi in cui è più concentrato e favorisce una maggiore memoria e vigilanza. Il linalolo offre un profumo floreale che ricorda la lavanda, e quando combinato con terpinolene o limonene può essere dolce come una caramella. Il terpinolene, infine, può essere dolce e agrumato, ma soprattutto offre un aroma fresco, legnoso, a base di erbe.

Indica, Sativa, e ibridi: qual è la differenza?

Sebbene esistano innumerevoli ceppi di cannabis, ci sono tre categorie importanti da conoscere: Indica, Sativa e ibrida. La maggior parte dei ceppi di marijuana può essere raggruppata in una di queste tre classificazioni, e ciascuna ha le sue proprietà. Quando si acquista alla ricerca di uno specifico effetto o sapore, esiste un modo per distinguere l'Indica da il Sativa semplicemente attraverso l'aspetto. Le piante pure sativa diventano più alte, con foglie più sottili e gemme più piccole. In generale, il ceppo sativa proviene dal sud-est asiatico, dall'India, dalle regioni dell'Africa, dall'Indocina e dal nord-est dell'India; le piante crescono meglio nei climi caldi e umidi. Il ceppo Indica, invece, è una pianta molto più piccola e larga, con foglie più grandi a ventaglio e più densità di gemme. Queste ultime prosperano in climi più secchi nell'Asia centrale e meridionale, in particolare in Pakistan, Afghanistan e India. Queste piante possono anche produrre tonalità rosse e blu uniche quando esposte al freddo, che può essere un altro modo per determinarne la varietà.

Oltre al loro aspetto differente, i ceppi indica e sativa sono noti per i loro diversi effetti. In poche parole, l'Indica è noto per avere effetti più calmanti e sedativi e fornisce un effetto sull'intero corpo. Spesso chi ne fa uso frequente si riferisce a questo come a un effetto "couch-lock" (a indicare l'impossibilità di alzarsi dal divano). Il Sativa tende a essere migliore per coloro che preferiscono mantenere la loro energia, e il suo effetto è principalmente cerebrale. Questo genere di tensione risulta ideale per la creatività. Secondo un sondaggio su Leafly.com, gli utenti hanno valutato le loro esperienze tra un ceppo indica come "Bubba Kush" e un ceppo sativa come "Sour Diesel". L'effetto "Bubba Kush" ha lasciato gli utenti principalmente rilassati, felici e sonnolenti. "Sour Diesel" ha invece avuto effetti diversi; le tre esperienze più comuni sono state di felicità, euforia e sollievo.

Per scopi medicali, entrambi i ceppi possono essere utili. Per la stanchezza o la depressione, i ceppi Sativa sono più popolari, così come per disturbi dell'attenzione e dell'umore. Un ceppo più rilassante di indica è generalmente più indicato per dolore o insonnia.

Per quanto riguarda il contenuto di THC e CBD, una risposta eccessivamente semplificata è che il ceppo Indica presenta un rapporto THC:CBD più elevato e il Sativa favorisce invece un rapporto CBD:THC maggiore. Questa spiegazione si basa su una teoria di Leaf Science secondo cui le piante ad alto tenore di THC hanno geni che codificano per la sintasi dell'enzima THCA. Questo enzima induce una reazione chimica che crea THCA, che diventerà THC quando esposto al calore. Le piante con questa qualità sono solitamente parte del ceppo Indica. Si tratta tuttavia solamente di una teoria: la realtà non è così semplice. In fin dei conti, la cannabis fumabile in generale conterrà alti livelli di THC. Ciò che causa gli effetti variabili tra Indica, Sativa e ibridi dipende fortemente dai tipi di terpeni (ovvero gli oli profumati che si trovano in piante ed erbe, compresa la cannabis) contenuti e dalle concentrazioni di questi.

Gli ibridi sono, naturalmente, combinazioni di questi ceppi. In altre parole, gli ibridi possono mostrare una posizione dominante sia dal lato Indica che da quello Sativa o essere un equilibrio dei due. Quando i coltivatori mescolano materiale genetico proveniente da regioni diverse, nasce un ibrido. Questi possono essere estremamente utili per coloro che sono alla ricerca di benefici specifici, come un effetto intossicante creativo che rilassa il corpo abbastanza da alleviare il dolore.

Ceppi della marijuana

La coltivazione della cannabis non è un'idea nuova, poiché fin dall'alba dei tempi gli esseri umani iniziarono a coltivare la pianta sulla base delle loro necessità in continua evoluzione. Ma la popolarità della coltivazione della cannabis "personalizzata" è aumentata esponenzialmente nell'era moderna per una serie di ragioni. Sin dal divieto della marijuana, la coltivazione della cannabis per tempi di fioritura più brevi, potenza maggiore e maggiore resa è diventata l'obiettivo primario. Questo genere di obiettivo era fondamentale per riuscire a vendere con successo la marijuana sul mercato nero. Con il passare del tempo, l'industria della cannabis ricreativa fiorì e i coltivatori hanno approfittato delle nuove tecnologie e delle richieste dei clienti per darsi alla creatività con le loro varietà.

Questa comunità pro-marijuana si è creata nonostante le leggi e lo stigma in gran parte grazie ai forum online. High Times e Leafly sono esempi di siti web popolari dove gli utenti possono incontrare altre persone con opinioni simili, acquisire conoscenze e tenersi aggiornati sulle ultime notizie sulla cannabis. La Cannabis Cup è un'altra opportunità per l'industria ricreativa di crescere; si tratta di una fiera di quasi trent'anni di vita che mostra gli ultimi sviluppi in tutto ciò che riguarda la marijuana. Grazie a questa comunità in continua crescita, i coltivatori stanno cogliendo l'opportunità di soddisfare i vari bisogni e desideri dei consumatori grazie ai loro differenti ceppi.

Diversi ceppi vengono coltivati per vari scopi; variano in termini di aroma, sapore, potenza, scopo medico, effetti collaterali, ecc. Essi sono generalmente denominati in base ai coltivatori e/o dall'odore, colore o sapore del ceppo. Anche se esistono innumerevoli varietà di cannabis, ci sono diversi modi per raggrupparle. Il modo più semplice per differenziare i gruppi di ceppi è con queste tre classificazioni: Indica, Sativa e ibrida. Come affermato in precedenza, i ceppi indica hanno generalmente un effetto sedativo simile, mentre i Sativa sono generalmente indicati per i consumatori alla ricerca di una maggiore energia e attenzione. Gli ibridi possono mostrare un effetto bilanciato oppure sbilanciarsi da un lato piuttosto che dall'altro. Poiché la marijuana è sempre meno tabù, i coltivatori hanno iniziato a distogliere la loro attenzione dalla coltivazione intensiva per potenza e rese più elevate e si stanno dirigendo verso la coltivazione di nuovi sapori e diverso contenuto di terpenoidi. È diventata un'arte.

Anche se il numero di ceppi esistenti sarebbe impossibile da definire in quanto ne vengono continuamente sviluppati di nuovi, ve ne sono sicuramente alcuni che si sono distinti tra i consumatori. Nel 2015, i seguenti ceppi sono stati i più popolari:

* * *

Gorilla Glue #4	Sunset Sherbet
Critical Kush	Tangie
Candyland	Jedi Kush
ACDC	Animal Cookies
Bubblegum Kush	OG #18

* * *

Il più popolare, il Gorilla Glue #4, ha avuto un aumento del 906% nelle valutazioni e recensioni degli utenti. Questa miscela unica offre ai consumatori un *high* rilassato ed estremamente euforico. Il suo aroma è potente, terroso e sicuramente tiene fede allo stereotipo del forte odore dell'erba. Il Critical Kush è un ceppo indica nato dalla miscelazione di OG Kush e Critical Mass, due ceppi già popolari. Possiede livelli alti di THC, ma viene fornito con un profilo CBD che equilibra gli effetti per fornire un effetto intossicante simile a un "massaggio lento", secondo un consumatore. Il Candyland ha ottenuto il suo nome dal suo sapore unico molto dolce, e le gemme sono di colore blu, verde, bianco e viola. Non solo è bello da vedere, ma i suoi effetti sono molto piacevoli, donando sia sollievo che rilassatezza. L'ACDC è 4° nella lista e il primo ceppo ad alto CBD di questa collezione. È stato valutato ottimo per i pazienti medici perché fornisce un *high* potente che scaccia il dolore senza provocare effetti cerebrali né qualsiasi confusione. Fornisce anche note di sapore di limone, che è una proprietà unica; molti ceppi ad alto CBD hanno una fragranza erbacea che può risultare sgradevole per molti consumatori.

Questo nuovo approccio alla coltivazione delle piante di marijuana ha sicuramente contribuito a spianare la strada a ceppi di marijuana medicinale. A seconda del trattamento desiderato, i coltivatori possono valutare diversi ceppi e i loro benefici e poi lavorare per combinarli con i ceppi terapeutici più potenti. Chi trae beneficio dalla marijuana medicinale può utilizzare una combinazione di ceppi. Dal momento che i ceppi sativa inducono un effetto intossicante più vigile ed energico con maggiore creatività, un paziente affetto da stanchezza o depressione trarrebbe vantaggio dall'utilizzo di questo ceppo durante il giorno. Tuttavia, questa non sarebbe la scelta migliore per quel paziente di notte. I ceppi indica entrano in gioco in questo momento, offrendo un effetto sedativo su tutto il corpo e aiutando un sonno più riposante. Per le persone con ansia, l'indica può essere invece consigliato durante il giorno.

Gli ibridi possono offrire il meglio di entrambi. Un ibrido popolare è Blue Dream, Sativa dominante. Le sue influenze sativa forniscono un *high* edificante, ma se bilanciato con una deformazione indica regala un effetto intossicante all'intero corpo pur mantenendo gli effetti cerebrali. È un esempio perfetto di ceppo ideale per pazienti affetti da dolore, depressione o nausea. Questi disturbi richiedono un elevato tasso di THC, che può provocare effetti collaterali che rendono difficile affrontare la giornata. Blue Dream allevia il dolore e la nausea pur permettendo ai pazienti di essere produttivi e vigili.

Concentrati di marijuana

Quando si tratta di consumare marijuana, la maggioranza della gente ha un'immagine ben precisa in mente. Molto probabilmente si tratta del fumare da uno spinello, una canna o un bong. Qualcuno potrà addirittura pensare ai brownies; ma nell'esperienza della marijuana c'è molto altro. I consumatori più esperti sono entrati nel mondo dei concentrati di cannabis: hashish, oli, kief, colofonia e altre varianti. Questi concentrati sono spesso preferiti perché sono più potenti. Sono adatti sia al consumatore ricreativo che al paziente medico; una cannabis più potente, sotto forma di concentrato, causerà più potenti effetti o maggiori benefici medici con quantità minori.

L'utilizzo dei concentrati di cannabis non è una nuova idea. L'hash, in particolare, viene coltivato da migliaia di anni. L'hash è un fiore di cannabis che il cui materiale vegetale e i tricomi resinosi sono stati separati meccanicamente. Esistono diversi modi per affrontare questo processo di separazione. La "setacciatura a secco" è un metodo in cui il fiore viene separato manualmente attraverso setacci o bicchieri. Il metodo è paragonabile alla macinazione dell'erba prima della preparazione di uno spinello. La polvere fine risultante, o "kief", viene poi pressata in hashish grazie all'uso del calore. La "separazione con acqua gelata" (con conseguente "iceolator", che ha un contenuto di THC molto elevato) è un altro metodo per la fabbricazione di hashish. L'idea è che attraverso l'agitazione e l'acqua ghiacciata, i pezzi più resinosi del fiore di cannabis affonderanno e le parti vegetali inattive in eccesso rimarranno galleggianti verso l'alto. L'hashish iceolator prodotto è una forma molto pura e non contiene residui di solvente.

La qualità dell'hash viene controllata in diversi modi. In primo luogo, il colore è importante. In un metodo di setacciatura a secco, il kief risultante sarà di colore più dorato se è più puro. Quando è verde, significa che si trova al suo interno ancora qualche contaminazione di materiale vegetale. Il mattoncino di hashish che ne risulta dovrebbe avere una superficie scura e lucida che mostri che i tricomi attivi si sono fusi insieme. L'hash dovrebbe anche accendersi facilmente e sprigionare un odore puro. Qualsiasi odore chimico è un cattivo segno. Dovrebbe anche lasciare una cenere bianca, che indica la purezza. Per l'hashish arrotolato a mano, dovrebbe risultare morbido e appiccicoso all'interno alla rottura del mattoncino.

Shatter, budder e olio sono termini che per alcuni possono ancora risultare sconosciuti. Shatter, il più potente, è una forma di concentrato di cannabis che può somigliare all'apparenza a un croccante di arachidi; dovrebbe avere una copertura liscia e chiara. L'olio assomiglia al miele in apparenza e può essere difficile da lavorare a causa della sua consistenza appiccicosa. Il budder è più cremoso, assomiglia alla miscela di zucchero e burro montata insieme. Ognuno di questi concentrati può essere utilizzato con gli stessi dispositivi, come vaporizzatori o impianti oleari, ma ci sono diversi vantaggi per ciascuno di essi. Sebbene lo shatter sia il più potente con un potenziale 80% di THC, può non avere i terpeni che danno alla marijuana ordinaria il suo sapore e aroma. Il budder contiene di solito circa il 70% di THC, ma conserva ancora alcuni dei terpeni ed è più saporito. L'olio è il più saporito e meno potente.

Rosin e BHO sono altri due termini di cui prendere nota. BHO, o "olio di hashish butano", è un concentrato di cannabis estratto utilizzando il butano come solvente. Lo shatter, il budder e l'olio possono essere tutti classificati come forme di BHO. La colofonia, o *Rosin*, invece, non richiede il solvente butano. Si tratta di un concentrato che può essere effettivamente prodotto senza solventi. Tutto ciò che è necessario sono calore e pressione per spremere l'olio resinoso fuori dai fiori o boccioli. È un processo talmente semplice che si può compiere a casa con il calore da una normale piastra per capelli. La resina può risultare molto simile ad altre forme di concentrati, come lo shatter, ma è preferita da molti perché manca di tutti i solventi residui che altre forme di estratto di cannabis hanno a causa dei loro processi di estrazione.

Dove trovarla

I dispensari legali vendono la maggior parte dei loro prodotti di marijuana, incluse le applicazioni topiche, contenenti sia THC che CBD. Tuttavia, leggi contrastanti e confuse rendono difficile per i consumatori sapere cosa possono o non possono acquistare, coltivare o distribuire.

Lo stato del Colorado rimane l'emblema dell'accettazione della marijuana. La legge stabilisce che gli adulti dai 21 anni in su possono possedere fino a un'oncia di marijuana e consumarla legalmente. Non è necessario essere un residente del Colorado per acquistare e utilizzare all'interno dei confini di Stato. Ma è importante notare che quando si acquista, ci sono alcune linee guida in atto per quanto si può mescolare e abbinare tra fiori e concentrati. Sebbene sia legale consumare, esiste ancora una discrezionalità implicita. In altre parole, camminare lungo la strada e accendersi uno spinello non è generalmente accettato, non dissimile alle leggi contro ai contenitori aperti di alcolici. Esiste anche una regolamentazione sulla guida sotto l'influenza del THC.

Anche Amsterdam ha mantenuto opinioni estremamente aperte sull'uso della cannabis per anni. Mentre le droghe ricreative sono ancora tecnicamente illegali qui, le droghe leggere (come la cannabis e l'hashish) sono state completamente depenalizzate. La visione generale è quella di proteggere la salute e la sicurezza dei residenti olandesi, quindi l'opinione sulla marijuana è molto più logica. I coffee shop che permettono l'acquisto e il consumo libero di cannabis e altre droghe leggere sono generalmente lasciati in pace se non causano alcun disturbo. Le leggi olandesi puntano molto più duramente sul traffico di stupefacenti per scopi ricreativi. Anche la Spagna è favorevole all'idea di "Cannabis club", dove i consumatori possono liberamente fumare e partecipare al consumo della cannabis, e anche l'utilizzo in pubblico è depenalizzato, anche se ci sono ancora multe e altre leggi standard in vigore per regolamentare quest'ultimo.

In stati come l'Arizona, dove la marijuana medicinale è legalizzata, i pazienti devono ancora richiedere una tessera medica per ottenerla. Al fine di acquistare marijuana medicinale, un paziente deve avere almeno 18 anni, avere almeno una delle condizioni indicate nell'elenco approvato (in Arizona le condizioni includono cancro, glaucoma, epatite C e malattia di Crohn), trovare e fissare un appuntamento con un medico specifico per la marijuana medicinale, quindi presentare la domanda e attendere un cartellino. Una volta approvati, i pazienti possono recarsi in qualsiasi dispensario autorizzato dallo Stato per i loro prodotti a base di cannabis.

L'acquisto dai dispensari non però è semplice come entrare e uscire da un negozio di alimentari. Come mostrato in una visita al dispensario sul canale YouTube di Weedmaps, esiste un processo per l'ammissione dei pazienti in alcuni dispensari. Questo particolare video ha evidenziato i caregiver della costa sud a Santa Ana, California. Prima di compilare la documentazione supplementare specifica per questo dispensario sono necessarie le carte mediche. C'è poi una sala d'attesa che i pazienti devono attraversare prima di avere il permesso di varcare la soglia della sala prodotti principale, dove i volontari li aiuteranno a trovare i ceppi, le forme e gli strumenti giusti per ognuno di loro.

Ci sono stati decisivi passi avanti nell'eliminazione dei tabù sulla cannabis, ma c'è ancora molta strada da fare.

Che cosa possono fare il THC e il CBD per la nostra salute THC

Molti studi sono stati condotti per approfondire i benefici medici del THC. Le prove hanno dimostrato che le persone che soffrono di dolore cronico, nausea, mancanza di appetito e stress hanno ampiamente beneficiato degli effetti del THC. Questo cannabinoide agisce per alleviare il dolore attivando percorsi nel sistema nervoso centrale che bloccano i segnali dolorosi. In particolare, è stato dimostrato che aiuta a ridurre il dolore nervoso. Uno studio condotto su pazienti che soffrono di dolore neuropatico con poco o nessun aiuto da altri trattamenti ha dimostrato che essi hanno sperimentato sollievo con basse dosi di cannabis. Può anche essere d'aiuto in casi di stress e ansia quando interagisce con l'amigdala nel cervello. L'amigdala governa le risposte emotive, come la paura e l'ansia. Il THC può cambiare questa risposta in meglio. In particolare nelle persone che hanno una carenza di endocannabinoidi (neurotrasmettitori che alleviano il dolore) a causa di traumi del passato o stress eccessivo, il THC può reintegrare queste quantità e fornire un sollievo terapeutico. Anche se a volte il THC può sovrastimolare l'amigdala causando così sentimenti di paranoia o ansia accentuata, questo di solito accade solo quando una varietà di altri fattori sono in atto: il consumo di quantità eccessivamente elevate di THC, essere in un ambiente sconosciuto, o mescolare altre droghe o alcol con la marijuana. Se consumato senza questi fattori, il rischio di effetti negativi è estremamente basso.

Sia il THC che il CBD sono utilizzati per applicazioni mediche, ma ognuno ha proprietà diverse che funzionano meglio per certi disturbi. In breve, il THC ha i seguenti effetti:

Rilassamento

Sonnolenza

Aumento dell'appetito

Maggiori livelli di calma

Sensi alterati (vista, olfatto, udito)

Grazie a questi effetti, si è dimostrato efficace in diversi modi in campo medico. Può aiutare a contrastare gli effetti collaterali della chemioterapia, soprattutto riducendo la nausea e promuovendo un appetito sano. In altre malattie dove la perdita di appetito è prevalente, come l'AIDS, il THC può sicuramente fare la differenza. Per lesioni alla colonna vertebrale, sclerosi multipla e altri disturbi muscolari, è utile per ridurre spasmi e tremori e alleviare il dolore.

CBD

L'olio CBD è specificamente oggetto di molti studi medici. Project CBD è un sito web nonché un'organizzazione senza scopo di lucro che dedica il suo tempo alla promozione di una sana consapevolezza sui reali benefici medici del cannabidiolo. La cosa fantastica del cannabidiolo è che è estremamente sicuro. Uno studio pubblicato su PubMed ha rivelato che il cannabidiolo non è tossico e composto da cellule non trasformate. Gli studi dimostrano anche che non altera le funzioni psicomotorie o psicologiche. Inoltre, l'uso cronico e le dosi elevate (fino a 1.500 mg/giorno) hanno dimostrato di essere facilmente tollerati dagli esseri umani.

Il CBD presenta i seguenti effetti:

Sollievo dall'ansia

Diminuzione dell'infiammazione

Contrasto dei sintomi psicotici

Sollievo dalla nausea

CBD può aiutare a trattare molti problemi simili a quelli trattati dal THC, compresi gli effetti collaterali negativi che vanno di pari passo con la chemioterapia. Può sostenere l'appetito sano e sopprimere il vomito e la nausea. Oltretutto, migliora la gamma della cannabis utilizzabile in campo medico lavorando con una serie di diversi disturbi che causano alti livelli di ansia. Depressione, ansia sociale e schizofrenia sono solo alcuni dei disturbi che possono essere più facili da affrontare utilizzando il CBD. I sintomi depressivi, l'ansia, la paranoia e molti altri sintomi psicotici possono essere alleviati in questo modo.

In generale, il CBD è ampiamente accettato in campo medico. Questo perché manca degli effetti inebrianti del THC, che può essere troppo per alcune persone. È anche da considerarsi estremamente sicuro secondo una serie di studi: la ricerca ha dimostrato che il CBD non ha effetti negativi su cellule embrionali, capacità motorie, pressione sanguigna o frequenza cardiaca. Quindi, mentre funziona ottimamente per dare sollievo a molte persone, c'è poco rischio di effetti collaterali negativi.

In molti casi, trovare il rapporto perfetto tra THC e CBD nella marijuana medicinale offre il miglior risultato. Per esempio, si potrebbe avere bisogno degli effetti stimolatori dell'appetito del THC, ma anche dei loro sintomi di ansia ridotti con il CBD. Una condizione che richiederebbe una combinazione di THC e CBD è la malattia polmonare ostruttiva cronica (COPD), per esempio. I suoi sintomi includono tosse, mancanza di respiro, affanno e intasamento delle vie respiratorie. Anche questa malattia è progressiva, il che significa che nel tempo peggiora. In questo caso, il CBD contribuirebbe notevolmente a ridurre l'infiammazione, mentre il THC e il suo effetto rilassante potrebbe lenire e rilassare le vie respiratorie costrette.

Consumare la cannabis

Fumare la marijuana è il modo più comune di consumarla. È semplice grazie alla richiesta di pochissimi strumenti o preparazione extra, e il fumo garantisce risultati veloci. Quando un consumatore fuma, gli effetti dei cannabinoidi colpiscono rapidamente la circolazione sanguigna e causano gli effetti desiderati quasi subito. Popolazioni in passato hanno iniziato a fumare marijuana dal 2.500 a.C. (anche se l'emisfero occidentale non ha cominciato fino al 1800 circa).

Tuttavia, il fumo in generale presenta alcuni effetti collaterali negativi. Il fumo può danneggiare i polmoni nel tempo, un fatto ben noto. Spesso le persone combinano marijuana e tabacco durante il consumo, ed è comunemente noto che il consumo di tabacco provoca effetti collaterali negativi. Il tabacco può causare cancro, malattie respiratorie, problemi di fertilità e altro ancora. Anche se la cannabis da sola non causerà nessuno di questi effetti (ed è noto che in realtà ha proprietà antitumorali), il fumo è probabilmente il modo meno sano di consumarla e vi sono diverse ragioni per questo.

In primo luogo, i consumatori che fumano la marijuana inalano più fumo e in genere lo trattengono più a lungo di qualsiasi altro consumatore di tabacco con le sigarette. In secondo luogo, se l'utente fuma canne o spinelli, sta inspirando più del semplice fiore di cannabis contenuto al loro interno. Le cartine sono spesso fatte di tabacco stesso. Anche se non ci sono molte prove che fumare marijuana pura causi gravi danni ai polmoni, ci sono ancora sostanze chimiche nel fumo di marijuana che possono risultare dannose, come il monossido di carbonio o l'acido cianidrico. Il punto da sottolineare, tuttavia, è che queste sostanze chimiche nocive derivano dalla combustione del materiale vegetale e non dei cannabinoidi attivi nella marijuana. Quindi consumare marijuana in altri modi non libererebbe queste sostanze chimiche.

Quando si decide come consumare la marijuana per scopi medici, ci sono opzioni più sane. Come discusso in precedenza, il fumo è uno dei modi meno sani di usare la marijuana, né ha senso fumare per molti pazienti medici, specialmente se si rivolgono alla marijuana per problemi respiratori. Per aggirare questo problema, la vaporizzazione è diventata un metodo popolare. La vaporizzazione dei concentrati e degli estratti produce sostanze cancerogene meno nocive, come catrame e ammoniaca, rispetto al fumo di marijuana o tabacco. A causa della temperatura più elevata richiesta per vaporizzare la marijuana si produce meno fumo e si possono estrarre più cannabinoidi. Pertanto, è più efficace ed efficiente. Durante la vaporizzazione viene causato anche molto meno odore, rendendo questa opzione ideale per i pazienti medici che vogliono o hanno bisogno di esercitare la discrezione.

Gli alimenti sono anche un'opzione eccellente e discreta per gli utenti medici. Ovviamente, non c'è fumo né odore quando si consuma un alimento. Questo è utile per i consumatori per cui l'assunzione orale è un metodo più semplice di ricorrere alla medicazione, e ha il vantaggio aggiunto che il consumo di alimenti non ha lo stesso stigma che il fumo di erba ancora incontra per scopi medici. Molte persone non riescono ad accettare l'idea che qualcuno fumerebbe qualcosa per una cura, quindi per coloro che vivono in comunità conservatrici gli alimenti sono il modo migliore per evitare il giudizio. E con la sempre più avanzata cultura degli alimenti, le persone possono consumare la loro cannabis in più modi rispetto allo stereotipato brownie. Brodi e zuppe, frutta, muesli, dolci e altri snack sani hanno trovato la loro strada nella categoria commestibile. In questo modo, soprattutto per i pazienti medici, non c'è bisogno di sacrificare altri aspetti della loro salute solo per consumare farmaci.

Esiste una grande varietà di prodotti commestibili, che ormai rappresentano quasi la metà delle entrate dell'industria della cannabis. La marijuana commestibile può essere trovata in caramelle (gommose frutta, lecca-lecca o cioccolato), alimenti salutari (noci, frutta, barrette di cereali), o anche spezie e condimenti extra da aggiungere ai vostri piatti già preparati (miele, burro, ecc.). Non c'è limite alla creatività nell'industria alimentare. Per esempio, le voci commestibili della NorCal Medical Cannabis Cup 2016 includevano macaron, barrette di cereali, cioccolato senza zucchero, pancetta e salsa per barbecue.

Esistono una varietà di modi per preparare alimenti, ma un percorso popolare da percorrere è quello di creare un "canna-butter" o burro infuso di marijuana che può essere utilizzato al posto del burro normale in qualsiasi ricetta si desideri preparare. Il prodotto viene preparato utilizzando un doppio boiler. La marijuana viene macinata, avvolta in una stamigna e fissata con spago da cucina per creare un sacchetto che si può poi immergere in una miscela di burro fuso e acqua nella parte superiore del boiler. Alla fine del processo, la cannabis e la soluzione di burro fuso vengono refrigerate e l'acqua viene lasciata sul fondo con una massa solida di *canna-butter* sopra di essa. Questo tipo di processo può essere seguito con molti prodotti alimentari e può essere fatto a casa su piccola scala.

Quando gli alimenti sono prodotti in cucine autorizzate, entrano in gioco linee guida e regolamenti molto rigidi. Solo gli chef autorizzati possono lavorare in cucina ed esistono rigide regole di controllo delle porzioni. Ci sono anche regolamenti sulla potenza e test che i prodotti alimentari devono passare attraverso al fine di ottenere le etichette adeguate e le informazioni sul prodotto prima di essere venduti nei dispensari.

Ci sono anche molte applicazioni topiche per la cannabis. I benefici dell'uso topico della cannabis sono il sollievo mirato attraverso la pelle, l'organo più grande del corpo, senza effetti neurologici. In particolare, i ceppi Indica sono usati più spesso nelle applicazioni topiche perché forniscono il miglior sollievo per i sintomi fisici. La marijuana topica è utilizzata per l'eczema, la psoriasi, il dolore artritico e persino alcune infezioni cutanee.

Il futuro della cannabis

L'idea che la marijuana sia legale e apertamente accettata in tutto il mondo può sembrare un ideale futuristico, ma non è impossibile. Anche se la ricerca medica deve superare molti ostacoli per scavare più a fondo e pubblicare ulteriori studi sui benefici per la salute della marijuana, è certo che la comunità ricreativa della cannabis continuerà a crescere e a guadagnare nuovi membri. Mentre le nuove generazioni continuano a crescere con una visione aperta nei confronti di questa erba naturale, c'è la speranza che la società possa imparare a conoscere tutti gli usi pratici e i possibili benefici della marijuana. Nel frattempo, gustati questa gustosa ricetta per i biscotti al burro di arachidi con una marcia in più.

Biscotti al burro di arachidi speciali

Dosi:

- Circa 30 biscotti.

Ingredienti:

o 1 tazza di *canna-butter*.
o 1 tazza di zucchero.
o 1 tazza di burro di arachidi cremoso
o 1 uovo grande.
o 2 ½ tazze di farina 00.
o ¼ cucchiaino di sale.
o 2 cucchiaini di estratto di vaniglia.

Istruzioni:

1. Preriscaldare il forno a 170°.
2. Combina il *canna-butter*, il burro di arachidi, il sale e lo zucchero in una grande ciotola e sbatti sino a ottenere un composto morbido.
3. Aggiungi l'uovo e l'estratto di vaniglia.
4. Aggiungi la farina al composto e mescola sino a ottenere un impasto morbido e omogeneo.
5. Ungi leggermente un foglio di carta da forno.
6. Dividi l'impasto in palline della grandezza di palle da golf e sistemale a 6 o 7cm di

distanza sul foglio, schiacciandole con le dita infarinate.

7. Inforna e lascia cuocere per 7-9 minuti sino a ottenere un colorito marrone dorato.

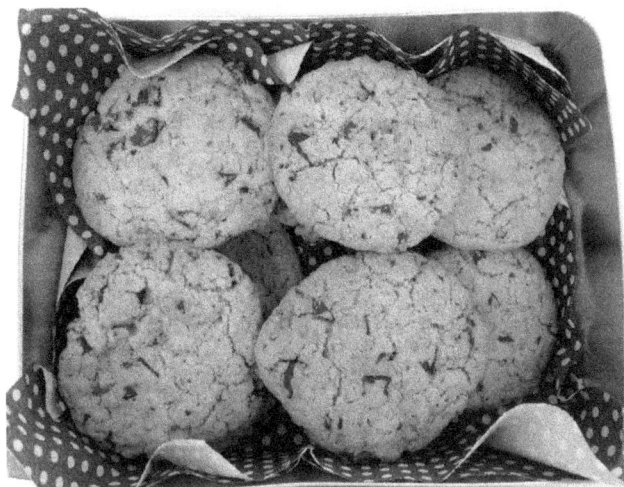

Canna-Butter

Rapporto:

- 1 oncia di erba per 2 tazze di burro

Ingredienti:

o 1-5 g. marijuana.

o ¼ tazza burro.

Istruzioni

1. Riempi una padella con circa 5cm di acqua e porta a ebollizione.
2. Aggiungi il burro.
3. Quando il burro è sciolto, porta a fuoco lento e aggiungi le gemme macinate di marijuana.
4. Cuoci a fuoco lento per almeno 3 ore.
5. Lascia raffreddare.
6. Utilizzando una stamigna e una ciotola, filtra il materiale vegetale. Sistema la cannabis e la miscela di burro nella stamigna e strizza quanto più liquido possibile nella ciotola.
7. Metti da parte il materiale vegetale drenato. Sistema il resto della miscela nel frigo a raffreddare per almeno 30 minuti.
8. Non appena la miscela sarà pronta noterai che il burro e la cannabis si saranno induriti

nella ciotola e l'acqua sarà rimasta separata. Separa il burro dalla parte superiore dell'acqua e sistemalo in un nuovo contenitore.

9. Getta l'acqua non appena avrai rimosso tutto il burro e sistema il nuovo burro nel frigo sino a quando non vorrai utilizzarlo.

* * *

Buon appetito!

Bonus

Non dimenticare di 'Cannabis 101: Una breve introduzione alla coltivazione della marijuana medicinale con i nostri ceppi preferiti e ricette per utilizzarla in cucina'.

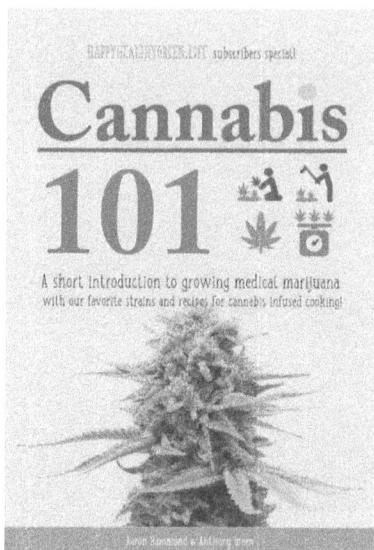

Iscrivendoti alla nostra newsletter, riceverai ricette che prevedono l'utilizzo di cannabis, i migliori suggerimenti per l'utilizzo medico e ricreativo della marijuana e tanti altri eBook gratuiti direttamente nella tua casella di posta.

Ti offriamo anche l'opportunità unica di leggere i libri di approfondimento sulla cannabis futuri assolutamente gratuitamente...

Metti le mani oggi sulle nostre ricette vegan gratuite e ottieni accesso immediato a 'Cannabis 101'. Alla newsletter sulla cannabis e ottieni la tua copia a http://happyhealthygreen.life/about-us/aaronhammond/cannabis-newsletter-it

Inserisci il tuo indirizzo email per ottenere accesso immediato.

Non apprezziamo lo spam e comprendiamo che non piace nemmeno a te. Ti invieremo non più di 2 email a settimana.

Ringraziamenti

Infine, se hai apprezzato questo libro, ti chiediamo in cambio un piccolo favore. Saresti così gentile da lasciarci una recensione onesta? Sarebbe incredibilmente apprezzata sia da me che da un futuro lettore!

Puoi lasciarci il tuo feedback.

Hai notato qualche errore grammaticale, qualche spiegazione confusionaria o qualche informazione errata? Non esitare a inviarci un'email! Puoi contattarci a info@happyhealthygreen.life

Promettiamo di risponderti non appena il tempo ce lo permetterà. Se questo libro dovesse richiedere una revisione, ti invieremo la versione aggiornata gratuitamente non appena sarà disponibile.

Fonti

Questa è una lista di tutti i titoli delle ricerche utilizzate per questo libro. Puoi trovarle tu stesso cercando il titolo completo su Google, poiché la maggioranza di esse sono disponibili pubblicamente.

Bacca, Angela. "What's the Difference Between Hemp and Marijuana?" *Alternet,* 5 June 2014.

Bergamaschi, MM, et al. "Safety and side effects of cannabidiol, a Cannabis sativa constituent." *Current Drug Safety,* 1 September 2011.

"The Best Hashish in Amsterdam?! How to Test the Quality of Your Hash." *Smokers Guide,* 2016. https://www.smokersguide.com/quotes/55/the_best_ha shish_in_amsterdam_how_to_test_the_qu.html#.WJ3 dpBLytPM

"Busted: America's War on Marijuana." *PBS,* 2014.

"*Cannabis sativa* L. marijuana." *USDA Natural Resources Conservation Service.*

"Cannabis Craftsmanship: How to Make Hash." *YouTube,* uploaded by Leafly, 18 December 2015.

"Concentrate Basics: Shatter, Budder and Oil." *YouTube*, uploaded by High Times, 27 May 2014.

"Drug Schedules." *Drug Enforcement Administration,* 2017.

"Drugs Policy in the Netherlands." *UKCIA,* 1997.

Eisinger, Amy. "Here's What Actually Happens When You Smoke Weed." *Greatist,* 13 October 2016.

"The Health Effects of Cannabis and Cannabinoids: The Current State of Evidence and Recommendations for Research." *The National Academies of Sciences, Engineering, and Medicine,* 12 January 2017.

"Health Effects of Cigarette Smoking." *Centers for Disease Control and Prevention,* 1 December 2016.

High Times, 2017.

High Times Cannabis Cup, 2015.

Hoey, Dennis. "As Mainers celebrate legal marijuana, where does new law draw the line?" *Portland Press Herald,* 30 January 2017.

Hoff, Tom. "What decriminalized cannabis looks like in Spain." *Students for Sensible Drug Policy,* 31 March 2014.

"How CBD Works." *Project CBD,* 2017.

"How Does CBD Affect the Endocannabinoid System?" *CBD Oil Review,* 2015.

Khoury, JM, et al. "Is there a role for cannabidiol in psychiatry?" *The World Journal of Biological Psychiatry,* 23 January 2017.

Leafly, 2017.

Leaf Science, 2017.

"Legality of cannabis by country." *Wikipedia,* 13 February 2017.

"Legality of Cannabis." *Wikipedia,* 10 February 2017.

"Marijuana Intoxication." *MedlinePlus,* 13 January 2015.

"Marijuana Laws in Colorado." *Pot Guide,* 2016.

"Marijuana vs Tobacco Smoke Compositions." *National Academy Press*, 1988.

Niesink, Raymond J.M. and Margriet W. van Lear. "Does Cannabidiol Protect Against Adverse Psychological Effects of THC?" *Frontiers in Psychiatry,* 16 October 2013.

Pardes, Arielle. "Marijuana Is Still a Schedule 1 Drug, Judge Rules." *Vice,* 15 April 2015.

Prichard, Ry. "Concentrates 101: What's on the market, from kief and CO2 oil to BHO." *The Cannabist,* 19 June 2015.

Project CBD, 2017.

Shapiro, Maren. "No High Risk: Marijuana May Be Less Harmful Than Alcohol, Tobacco." *NBC News,* 26 February 2015.

"State Info, United States." *Norml,* 2017.

"THC vs CBD." *Medical Marijuana Journal,* 2 August 2013.

"This Is How Pot Edibles Are Made." *YouTube,* uploaded by MSNBC, 22 December 2014.

"Topical Use of Cannabis." *Cannabis Plus: Natural Alternatives for Health.*

"What is COPD?" *National Heart, Lung, and Blood Institute,* 31 July 2013.

"What is the Difference Between THC and CBD?" *CBD Oil Review,* 2015.

Wilsey, B., et al. "Low-dose vaporized cannabis significantly improves neuropathic pain." *The Journal of Pain,* Febuary 2013.

"2016 NorCal Medical Cannabis Cup: Edible Entries." *YouTube*, uploaded by High Times, 17 June 2016.

Lightning Source UK Ltd.
Milton Keynes UK
UKHW021125130821
388805UK00012B/1016